AF329410

DU TRAITEMENT

DE

L'OCCLUSION INTESTINALE

PAR L'ÉLECTRICITÉ [1]

PAR

Le Dr BOUDET DE PÂRIS

ANCIEN INTERNE DES HÔPITAUX DE PARIS.

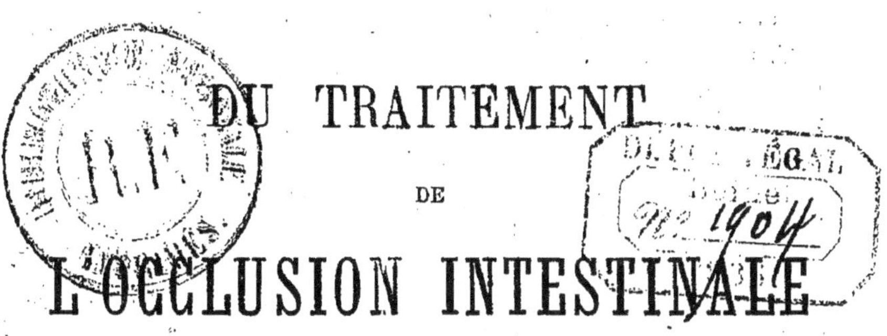

Messieurs,

L'emploi de l'électricité dans le traitement de l'occlusion intestinale date de trop loin pour que nous ayons eu l'idée de venir vous présenter cet agent comme un nouveau moyen thérapeutique. Notre communication ne vise qu'un point tout particulier, à la fois théorique et pratique, de cette grande question.

Théoriquement, nous avons cherché à démontrer quel est celui des deux courants, galvanique ou faradique, auquel on doit donner la préférence en face d'un cas d'occlusion. Comme preuves à l'appui, nous appor-

---

(1) Mémoire présenté au Congrès International des Sciences médicales de Copenhague, le 14 août 1884.

tons les résultats que le courant galvanique nous a permis d'obtenir dans le cours des cinq dernières années.

Au point de vue pratique, nous avons cru devoir vous présenter, dans ses principaux détails, la méthode opératoire qui nous a paru réunir les meilleures conditions de sécurité et de succès.

La première application d'électricité dirigée contre l'occlusion fut faite en Angleterre, au moyen de la machine statique, en 1797 ; voici, en effet, ce qu'on lit dans une observation de Baillie, à propos d'un cas de rétrécissement du gros intestin.

« Shocks of electricity were passed through the abdomen for several days, and cold water was dashed upon his feet ; both of which means were ineffectual. »

C'est, croyons-nous, la seule fois qu'il soit fait mention d'un traitement électrique de l'occlusion jusqu'à l'année 1826, époque à laquelle Le Roy d'Etiolles vint proposer à l'Académie de médecine de Paris l'emploi du courant galvanique.

Plus tard, Duchenne (de Boulogne) mit en honneur les courants faradiques, et cet illustre électricien eut le bonheur d'obtenir quelques succès remarquables qui fixèrent l'attention des médecins.

A partir de ce moment, on emploie souvent les courants faradiques dans le traitement de l'occlusion ; des observations de guérison sont publiées ; des thèses sont faites sur ce sujet ; les ouvrages classiques adoptent ce mode de traitement, à part quelques rares auteurs, en tête desquels nous devons citer Trousseau.

De temps à autre, quelques médecins reviennent à l'usage des courants galvaniques ; mais leur nombre est assez restreint, la plupart reprochant à ce moyen les difficultés matérielles inhérentes à l'emploi des piles et aussi les dangers d'escharrification dépendant de l'action chimique du courant. En outre, il faut bien avouer que beaucoup de praticiens emploient l'électricité sans s'inquiéter des qualités physiques et chimiques des courants. Cherchant dans l'espèce à produire des effets mécaniques de contraction, il leur a semblé plus logique de s'adresser aux courants qui paraissent le mieux provoquer la contraction des muscles striés, ceux-ci étant plus directement faciles à observer dans leur fonctionnement. On a donc naturellement donné la préférence aux courants faradiques, malgré leurs effets douloureux et sans trop chercher à savoir si les muscles lisses de l'intestin répondent à l'excitation électrique comme les muscles striés. Telles sont les principales raisons pour lesquelles les courants faradiques ont été et sont encore employés dans la majorité des cas d'occlusion intestinale. Cependant, l'étude à la fois physique et physiologique démontre bien que, lorsqu'il s'agit des muscles à fibres lisses, et particulièrement des muscles de l'intestin, la préférence doit être donnée aux courants de pile. Cette étude a été déjà résumée par nous dans un précédent mémoire et nous y reviendrons encore dans un travail actuellement en préparation. Aujourd'hui nous nous contenterons d'esquisser parallèlement l'action des deux ordres de courants sur l'intestin. Les courants faradiques ou d'induction possèdent une haute tension et peu ou pas de quantité, ou, ce qui revient au même, peu ou pas d'action chimique ou électrolytique. Ils agissent mécaniquement, à l'instar d'un choc, et cela, grâce à la brièveté de leur durée qui n'est que de 0,000275 seconde. Leur effet est d'autant plus considérable qu'on les répète un plus grand nombre de fois dans l'unité de temps, la seconde. Leur maximum d'action s'observe lorsqu'on les fait agir sur les conducteurs nerveux, mais si le nerf excité est lésé dans sa structure ou sa conductibilité, il arrive fréquemment que les muscles correspondants restent inertes, quelles que soient la fréquence et l'énergie de l'excitation faradique.

Or, l'intestin est composé de fibres musculaires lisses dont la contraction naît lentement, dure longtemps et s'éteint lentement; en outre, un certain temps de repos leur est nécessaire pour réparer la perte d'énergie due à leur contraction. Logiquement, les excitations lentes et espacées sont donc celles qui conviennent pour déterminer la contraction intestinale et cette seule considération doit faire rejeter de prime abord l'emploi des courants à interruptions brusques et rapprochées. Ceux-ci peuvent agir énergiquement sur les muscles striés de la

paroi abdominale, mais l'expérimentation physiologique
démontre que, même à l'état normal, ils ne déterminent
pas directement les contractions péristaltiques de l'intestin. S'ils sont très énergiques et rapides, leur action
provoque, aux points d'application, une sorte de stran-
gulation ou de contracture locale, bientôt suivie de l'é-
puisement de la contractilité. A priori, on peut donc
admettre que, dans les cas où les courants faradiques
se sont montrés favorables, on avait surtout affaire à
des étranglements par contracture, ou, si l'on veut per-
mettre l'expression, à de véritables nouûres de l'intestin; la résolution de la contracture, dans ces cas, a suc-
cédé à l'épuisement de la contractilité provoqué par les
courants faradiques. Leur action sur les muscles de la
paroi a probablement aussi joué un rôle important.

D'après l'enseignement classique, les courants de pile
ou courants galvaniques n'ont qu'un très faible pouvoir
excitant lorsqu'ils sont appliqués d'une façon continue.
Cela est vrai si l'on se contente d'établir une compa-
raison entre les mouvements plus ou moins brusques
provoqués par les deux ordres de courants galvanique ou faradique ; mais, à côté des excitations ins-
tantanées, il convient de donner une large place à ce
que nous appelons l'excitation prolongée ou, mieux encore, l'emmagasinement d'énergie. Quand il s'agit d'un
nerf, une excitation momentanée, électrique ou mécanique, suffit pour mettre en jeu la vibration nerveuse ;
le muscle peut également entrer en mouvement sous
l'influence d'une excitation momentanée, nerveuse, mécanique ou électrique : mais, pour accomplir un travail
réel, il faut qu'il puisse dépenser une certaine quantité
d'énergie; or, quand cette énergie lui fait défaut, le choc
faradique, quelque intense qu'il soit, n'est pas capable
de provoquer le mouvement fonctionnel, puisqu'il ne
représente qu'un agent d'excitation d'une durée extrê-
mement courte. Le courant galvanique continu, au contraire, envoie sous forme d'électricité, dans les tissus
nerveux et musculaires, une certaine quantité d'énergie
qui s'y amasse comme dans un accumulateur ou pile secondaire. La physique nous montre en effet que les piles
de moyenne résistance intérieure fournissent des cou-

rants de faible tension mais qui représentent des quantités considérables d'électricité, c'est-à-dire d'énergie
capable de se transformer en mouvement. L'emmagasinement de cette énergie électrique résulte des
modifications électrolytiques qui s'opèrent dans les
milieux traversés par le courant ; et sa transforma-
tion en mouvement, c'est-à-dire l'apparition du mouvement musculaire, est effectuée par l'élasticité du
muscle. Ce sont là des points de physiologie sur lesquels nous ne pouvons insister ici, mais dont il est facile
de démontrer l'exactitude.

Si donc nous avons affaire à un organe moteur tra-
vaillant lentement, d'une façon intermittente et faisant
de fréquents emprunts d'énergie pour compenser ses
dépenses, il est logique d'avoir recours à des courants
qui puissent fournir à cet organe de grandes quantités
d'énergie qu'il utilise à sa guise, quitte à activer son
fonctionnement au moyen d'excitations lentes, espacées
et puissantes.

La physique, l'expérimentation physiologique et le
raisonnement indiquent donc qu'il faut s'adresser aux
courants galvaniques pour l'électrisation de l'intestin.

Nous avons dit tout à l'heure que l'on reprochait souvent aux courants galvaniques les difficultés matérielles
accompagnant leur emploi et les dangers résultant de
leur action chimique.

Il nous semble inutile de combattre longuement la
première de ces objections. Les constructeurs nous
offrent aujourd'hui des appareils d'un usage très facile ;
en admettant qu'on soit dépourvu de ces appareils spé-
ciaux, la première pile venue peut suffire pourvu qu'elle
se compose de 12 à 15 éléments. On trouve actuellement
presque partout des piles de sonnerie électrique, et, si
l'on est muni d'un bon galvanomètre d'intensité, une
telle pile, montée à la hâte, rendra tous les services
qu'on peut attendre d'un instrument perfectionné. Il
n'est même pas besoin de posséder un rhéostat ; un simple verre d'eau et deux fils métalliques en tiendront
parfaitement lieu. Il ne faut donc pas ici arguer des difficultés matérielles.

Pour ce qui est de l'action chimique, c'est autre chose ;

quoi qu'on ait pu écrire à cet égard dans les livres classiques, toutes les piles capables de fournir un courant appréciable ont une action chimique, et celle-ci est, comme on sait, en rapport inverse avec la résistance intérieure de la pile. Les piles que l'on a désignées comme n'ayant pas d'action chimique, sont celles qui possèdent une très grande résistance intérieure et qui, par suite, ne peuvent fournir qu'une quantité très faible d'électricité; leur emploi est basé sur une connaissance imparfaite des lois de la physique.

Dans le cas particulier, il est nécessaire d'employer de grandes quantités d'électricité ou, si l'on veut, des courants de grande intensité; l'action chimique ou électrolytique est donc elle-même très puissante, et il faut qu'il en soit ainsi, puisque c'est par elle que se fait l'emmagasinement d'énergie dans les organes.

Mais il ne faudrait pas croire, comme on a tendance à le faire, que l'action électrolytique soit entièrement localisée aux points d'application du courant, c'est-à-dire au niveau des excitateurs. Elle a lieu avec la même intensité dans toute l'étendue du circuit traversé par le courant; seulement, la densité du courant étant en raison inverse de la section du circuit, on comprend qu'elle soit plus grande au niveau des excitateurs dont la section est très petite par rapport à celle du corps humain; les effets chimiques, quoique ayant partout la même intensité, se trouvent en quelque sorte plus concentrés au niveau des excitateurs, et il peut en résulter des effets de cautérisation acide ou alcaline selon le pôle considéré. Il y avait donc par le fait d'assez grands dangers à redouter tant que l'on agissait sur la muqueuse du rectum avec des excitateurs ordinaires; il pouvait se produire des escharres suivies de perforation avec l'emploi d'un courant galvanique de quelques milliampères seulement appliqué pendant plusieurs minutes.

Le problème à résoudre était donc celui-ci : faire passer dans l'intestin un courant galvanique de grande intensité pendant un laps de temps assez grand, de façon à emmagasiner une quantité considérable d'énergie, et, en même temps, éviter l'action chimique locale au niveau des excitateurs.

Théoriquement, l'action locale s'atténue si l'on rend la densité du courant, aux points d'entrée et de sortie, égale à celle qui existe dans le reste du circuit ; et, pour que cette densité soit égale, il faut nécessairement que la section des conducteurs soit la même en tous les points du circuit. Tant qu'il s'agit de la surface cutanée, il est facile de faire le point d'application aussi vaste que l'on veut au moyen d'une plaque ayant une surface à peu près égale à la section du corps ; mais il était impossible de donner directement une surface suffisante à l'excitateur rectal. Nous avons eu alors recours à un moyen très simple ; nous nous sommes servi, comme pôle rectal, d'un liquide conducteur tel que l'eau salée, et, en faisant varier cette quantité d'eau, nous obtenons un excitateur liquide dont le volume et par conséquent la surface devient variable à volonté.

Voici l'excitateur rectal que nous avons fait construire pour cette électrisation. Il se compose, comme vous voyez, d'une grosse sonde en gomme que l'on introduit dans le rectum, aussi profondément que possible ; cette sonde est armée d'un mandrin métallique tubulaire, dont l'extrémité n'atteint pas le niveau de l'œil de la sonde ; ce mandrin est rattaché par un fil conducteur à l'un des fils de la batterie, et, au moyen d'un tube de caoutchouc, on le raccorde avec la canule d'un irrigateur ordinaire plein d'eau salée. Cette eau traverse le mandrin, s'y électrise et remplit l'intestin en portant l'électricité sur tous les points où elle entre en contact avec la muqueuse ; elle joue, par le fait, le rôle d'un excitateur liquide très étendu. Le danger résultant de l'action chimique locale se trouve ainsi écarté puisque le point correspondant au maximum de densité du courant, l'extrémité du mandrin, est isolé par la sonde des parois de l'intestin.

En opérant de cette façon, les conditions théoriques et pratiques sont satisfaites.

Il y avait encore à faire un choix pour déterminer le point d'application du second excitateur ; les uns conseillent d'agir extérieurement, au travers des parois abdominales ; d'autres n'admettent que l'excitation de la moelle ; d'autres encore préfèrent l'application recto-

abdominale ou lombo-rectale. A notre avis, il y a toujours avantage à s'adresser à tout l'ensemble du système
névro-musculaire intestinal, c'est-à-dire aux centres
nerveux aussi bien qu'aux muscles intestinaux eux-

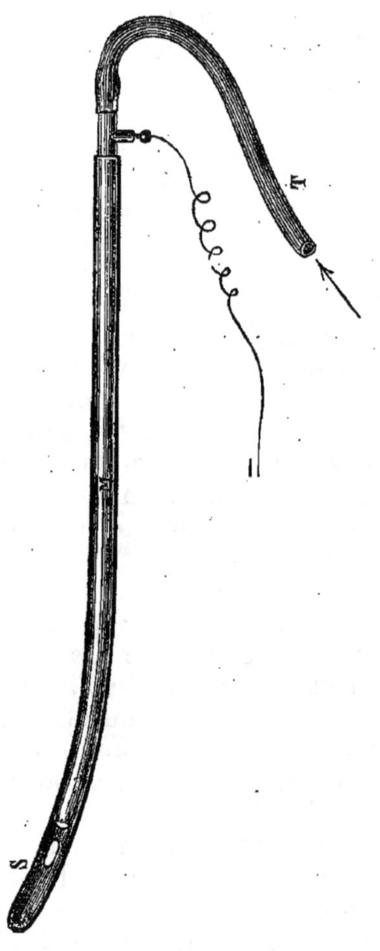

mêmes. L'emmagasinement d'énergie électrique se fait
ainsi dans les centres, excitateurs physiologiques, et
dans les muscles, appareils de mouvement. En opérant
avec une large plaque recouverte de peau de chamois
mouillée, posée sur la région dorsale, et avec la sonde

et son liquide conducteur dans le rectum, nous réunissons donc toutes les chances de réussite, quant à ce qui regarde la production du mouvement intestinal.

En outre, le courant galvanique appliqué de cette façon provoque rapidement une abondante sécrétion des glandes intestinales ; c'est encore là un facteur important et qui peut nous être très utile lorsqu'il s'agit de lutter contre certaines causes d'occlusion.

Reste maintenant à déterminer la quantité d'électricité qu'il est nécessaire d'envoyer à l'intestin. On comprend qu'il nous soit impossible de donner une évaluation uniforme puisque cette quantité doit souvent varier avec l'état du malade et la cause de l'occlusion. Mais nous pouvons fixer comme limites extrêmes de l'intensité du courant :

Au minimum : 10 milliampères.
Au maximum : 50 milliampères.
La durée d'application, pour chaque séance, varie entre 5 et 20 minutes.

En employant comme électrode dorsale une plaque de 400 centimètres carrés et comme électrode rectale un litre d'eau saturée de sel marin, la résistance du corps au passage du courant est d'environ 500 ohms ; de telle sorte que l'énergie totale fournie à l'intestin peut varier entre les limites suivantes :

Au minimum : 1,5 kilogrammètre.
Au maximum : 150 kilogrammètres.

En faisant usage des piles au bioxyde de manganèse, construites par M. Gaiffe, et dont les constantes sont : 1,35 volt de force électromotrice et 6 ohms de résistance intérieure, il faut, par conséquent, employer 4 éléments dans le premier cas et 25 éléments dans le second. Dans la plupart des cas nous employons de 14 à 16 éléments et le courant est appliqué pendant un quart d'heure ; nous avons ainsi une intensité moyenne de 30 milliampères et une somme d'énergie totale de 40 kilogrammètres.

Lorsqu'on emploie le courant galvanique continu, sans secousses, ce qui est suffisant dans beaucoup de cas (tels que les pseudo-étranglements et les obstructions par amas de matières stercorales), quitte à renouveler deux ou trois fois l'application lorsqu'une première n'a pas été décisive, dans ces cas, disons-nous, la direction du courant est de peu d'importance ; car l'emmagasinement d'énergie se fait de la même façon dans les tissus, quelle que soit la direction du courant. Cependant il arrive souvent que la partie inférieure du gros intestin a perdu tout ou partie de sa sensibilité et souvent même cette perte de sensibilité rectale est une cause effective de l'absence de selles, comme cela arrive chez certaines hystériques qui n'éprouvent pas la sensation particulière du besoin d'aller à la garde-robe ; il y a alors avantage à mettre en rapport avec la muqueuse rectale le pôle le plus excitant de la sensibilité, c'est-à-dire le négatif.

Lorsqu'au contraire il faut, non plus seulement exciter un intestin dont la contractilité peut être encore considérée comme étant à l'état physiologique, mais réveiller un organe paralysé, ou bien déterminer des contractions plus énergiques que les normales, dans le but de vaincre un obstacle quelconque, l'emmagasinement et l'excitation prolongée produite par le courant galvanique constant ne suffisent pas toujours, et il faut alors y ajouter des excitations plus actives, destinées à inviter l'organe à utiliser l'énergie qu'on lui a envoyée et à mettre en train son fonctionnement.

Dans ces cas, voici comment nous procédons : la plaque dorsale étant mise en rapport avec le pôle négatif de la batterie et le mandrin de la sonde rectale avec le pôle positif, on fait passer le courant continu pendant 5 ou 6 minutes ; puis, brusquement, on renverse le sens du courant ; une ou deux minutes de repos sont ensuite accordées à l'organe qui vient de se contracter énergiquement ; on recommence ensuite, s'il est nécessaire, trois ou quatre fois la même manœuvre de façon à ce que la séance atteigne une durée totale de 20 ou 25 minutes environ.

Au moment du renversement du courant, il se fait,

comme avec toute fermeture d'un circuit galvanique, une décharge dont l'effet mécanique se rapproche de celui des courants faradiques; mais la tension et la brusquerie de ce choc sont beaucoup moindres que dans celui des bobines d'induction ordinaires, tandis que la quantité d'électricité qui représente son effet mécanique est beaucoup plus grande.

A l'état normal, la quantité d'énergie suffisante pour faire contracter l'intestin, lorsqu'elle est appliquée brusquement au moyen d'une décharge galvanique, est de 12 à 15 milligrammmètres. Or, si nous calculons la valeur mécanique d'une décharge produite par 15 éléments au bioxyde de manganèse, en opérant de la manière indiquée plus haut, nous voyons que cette décharge représente environ 112 milligrammmètres, c'est-à-dire près de dix fois la quantité suffisante pour faire contracter l'intestin normal.

Ajoutons qu'ici la décharge qui résulte du renversement du courant agit encore en déterminant une sorte de poussée sur l'énergie emmagasinée par le courant permanent ; c'est là un phénomène bien connu auquel les premiers physiologistes avaient donné le nom d'alternatives voltiannes et que Matteucci a démontré être dû à la polorisation électrochimique des tissus.

Voici maintenant les résultats fournis par cette méthode depuis 5 ans. Nous avons été appelé 57 fois pour des cas d'occlusion intestinale de nature et de causes très diverses ; sur ces 57 cas, 16 fois seulement l'électricité s'est montrée impuissante à vaincre le symptôme occlusion. Tous ces cas ayant été opérés en présence des médecins et des chirurgiens des hôpitaux de Paris qui nous avaient fait appeler auprès de leurs malades, les chiffres que nous donnons ici se trouvent par cela même contrôlés avec une entière exactitude.

Cette statistique personnelle, déjà si favorable à la première énumération, l'est encore bien plus si l'on considère que, parmi ces 57 cas, nous en comptons plusieurs qui étaient absolument désespérés et sur lesquels l'électricité, pas plus que la chirurgie d'ailleurs ne pouvait avoir prise. Nous avons tenu néanmoins à les faire entrer en ligne de compte, afin qu'on ne pût pas reprocher à notre statistique d'être trop optimiste.

A côté des cas directement opérés par nous, et dont nous possédons les observations détaillées, nous pouvons encore citer 8 cas qui ont été traités d'après notre méthode par nos confrères de Paris et de province et qui ont tous guéri. Nous arrivons donc à un total de 65 cas et de 16 insuccès (1).

Mais, à côté des succès complets, c'est-à-dire des cas dans lesquels la guérison a été immédiate et définitive, nous devons compter un certain nombre de demi-succès; c'est-à-dire que, dans bien des cas, l'électricité a pu vaincre le symptôme occlusion qui n'était que secondaire; mais elle ne pouvait lutter contre la cause même de l'occlusion, cette cause étant souvent le cancer ou la tuberculose, et l'intervention électrique étant trop souvent réclamée dans les périodes ultimes. Les malades, une fois désocclus, n'en mouraient pas moins au bout d'un temps plus ou moins long; cependant, en bonne justice, on ne peut pas, dans l'espèce, accuser l'électricité d'impuissance, puisqu'elle a accompli ce qu'on lui demandait, c'est-à-dire la désocclusion de l'intestin.

Un point important à signaler, c'est que, même dans les cas d'insuccès complet, l'électricité a toujours soulagé les malades en diminuant, ou même en faisant disparaître les symptômes douloureux au moins pour quelque temps.

Mais pour qu'on soit en droit d'attendre un résultat favorable, il est nécessaire d'agir aussitôt que possible. A notre avis, dès que les moyens médicaux ordinaires se sont montrés impuissants, il faut de suite recourir à l'électrisation. S'il n'y a pas d'étranglement, une seule séance suffit ordinairement pour rétablir le cours des matières. Si l'occlusion existe déterminée par une cause quelconque, il peut être quelquefois nécessaire de réitérer l'application; mais on aura pour soi toutes les chances de réussite en agissant de bonne heure. Enfin,

---

(1) Depuis la lecture de ce mémoire au Congrès, nous avons opéré 11 nouveaux cas sur lesquels il n'y a eu qu'un insuccès; la statistique actuelle est donc : 76 cas et 17 insuccès.

si, après un délai, variable selon les circonstances, mais toujours assez court, l'électricité reste sans effet, l'intervention chirurgicale pourra être requise avec d'autant plus d'espoir qu'il y aura eu moins de temps perdu en vaines tentatives.

En général, il ne faut pas s'attendre à voir la débâcle suivre immédiatement la première application d'électricité. Nous avons eu plusieurs fois la chance d'obtenir un résultat complet après quelques minutes seulement d'électrisation, mais c'est loin d'être la règle et l'on s'exposerait à de fréquents désappointements si l'on croyait que l'intestin doive forcément évacuer son contenu dès la première sommation. Même dans les cas simples d'obstruction par accumulation de matières, on est souvent obligé de multiplier les séances d'électrisation pour amener l'évacuation libératrice, et, dans ces circonstances, on peut facilement suivre, par la palpation et la percussion, le déplacement progressif du bouchon stercoral sous l'influence des contractions provoquées par chacune des séances. Un autre point intéressant c'est que la plupart des débâcles tardives ont lieu pendant la nuit. Nous ne chercherons pas à expliquer ce phénomène et nous nous contentons de le signaler en le rapprochant de la fréquence bien connue des accouchements nocturnes. Enfin, il importe de ne pas prendre pour une débâcle effective certaines évacuations spontanées ou provoquées qui sont composées soit par une sécrétion muqueuse plus ou moins abondante, soit simplement par des matières anciennes contenues dans la partie de l'intestin située au-dessous de l'obstacle. La seule preuve évidente que l'on ait de la réalité de la désobstruction, c'est l'expulsion de gaz intestinaux abondants et de matières renfermant de la bile.

D'après ce que nous avons pu observer, l'expulsion de gaz a une signification beaucoup plus importante que l'évacuation des matières, même lorsque celles-ci proviennent des parties supérieures de l'intestin. En effet, s'il existe un bouchon stercoral, son extrémité inférieure s'élimine peu à peu sans que les gaz puissent franchir la portion d'organe qu'il obstrue ; dans le cas d'un rétrécissement, les matières filtrent quelquefois assez facilement au travers du point rétréci, tandis que les gaz, retenus par leur faible densité dans les parties les moins déclives, ne peuvent être chassés que par de puissantes contractions de l'intestin et de la paroi abdominale.

On comprend d'après cela que la distension gazeuse de l'abdomen soit pour nous la complication la plus dangereuse de l'occlusion intestinale, surtout lorsque, appelé tardivement, nous avons affaire à un intestin affaibli ou même complètement paralysé par suite de sa dilatation excessive.

Beaucoup de médecins pensent que l'électricité est nuisible·dans l'état inflammatoire et inutile dans les cas de cancer. Nous ne partageons pas cette opinion.

L'électricité galvanique n'est pas contre-indiquée par l'inflammation aiguë ou chronique de l'intestin ou du péritoine ; bien au contraire, c'est souvent dans des cas inflammatoires paraissant désespérés, qu'elle a donné ses plus brillants résultats ; jamais elle n'a eu d'influence fâcheuse sur le processus inflammatoire lui-même; nous ne pourrions certes pas en dire autant du courant d'induction.

Quant à ce qui est du cancer, il est bien certain que l'électricité ne peut rien contre lui directement, au moins jusqu'à présent; mais par son action sur la contractilité musculaire, elle peut déterminer la désocclusion de l'intestin dans des cas où la chirurgie croit devoir refuser son intervention. Il nous est arrivé souvent de donner une survie de plusieurs mois à des cancéreux déclarés inopérables et qui, faute d'intervention, auraient succombé en quelques jours aux suites de la rétention des matières stercorales.

Il existe toutefois une contre-indication à l'emploi de l'électricité, et cette contre-indication résulte presque toujours du retard que l'on met à faire intervenir ce moyen; nous voulons parler de l'affaiblissement du cœur et de l'état syncopal qui en est la conséquence. Cet affaiblissement du muscle cardiaque reconnaît plusieurs causes.

Il peut être en relation avec une lésion cardiaque plus ou moins ancienne, mais en tout cas antérieure à la maladie actuelle ; d'autres fois, il résulte de la dépression énorme subie par l'organisme tout entier à la suite d'une lésion de l'intestin et d'une excitation anormale du sympathique abdominal ; le plus souvent il est sous la dépendance de l'empoisonnement déterminé par la rétention prolongée des matières stercorales, empoisonnement auquel on peut donner le nom de stercorhémie ou de coprhémie et auquel MM. les professeurs Bouchard et Lépine ont fait allusion dans leurs récentes communications sur les « auto-intoxications. »

Quelle que soit la cause de l'affaiblissement du cœur, il constitue un danger redoutable et s'il n'est pas toujours une contre-indication absolue à l'emploi du traitement électrique, il nécessite des précautions toutes particulières dans l'application de l'électricité. On sait en effet que les courants et principalement les courants galvaniques, dirigés sur les terminaisons du sympathique intestinal, exercent une influence très marquée sur les mouvements du cœur. Cette influence, évidemment d'ordre réflexe, est très facile à constater à l'état de santé. Elle consiste d'abord en une notable accélaration des battements du cœur ; puis, à cette accélération, succède rapidement une période de ralentissement d'autant plus marquée que l'intensité du courant est poussée plus loin. Chez certains individus on peut même observer un arrêt complet du cœur au moment où, après une électrisation continue de quelques minutes, on fait le renversement du courant.

On comprend le danger qui peut résulter d'un pareil accident lorsque l'on opère chez un malade très affaibli ou déjà intoxiqué par la stercorhémie. Le cœur, en pareil cas, bat faiblement ou même irrégulièrement ; il a souvent des intermittences, quelquefois des arrêts spontanés, assez prolongés. Si, dans ces conditions, on fait agir brusquement sur l'intestin une somme d'énergie électrique considérable, on peut craindre de provoquer une syncope contre laquelle le cœur affaibli serait incapable de réagir. Pour notre part, nous n'avons jamais eu de semblables accidents à regretter, mais il nous faut avouer que, dans plusieurs circonstances, l'état cardiaque des malades nous a paru tellement grave que nous n'avons pas osé intervenir. Il est donc nécessaire d'agir avec la plus extrême prudence quand on est appelé tardivement à pratiquer l'électrisation de l'intestin et il est bon de s'assurer du fonctionnement du cœur des malades afin de ne pas exposer à un péril immédiat des existences déjà bien compromises.

Tels sont, Messieurs, aussi résumés que possible, les principaux points sur lesquels nous désirons appeler votre attention. Nous ne prétendons pas substituer ni même opposer l'électricité aux moyens chirurgicaux, les seuls auxquels on puisse et on doive recourir dans bien des cas d'occlusion.

Mais nous espérons avoir suffisamment démontré l'efficacité souvent complète du traitement électrique et la supériorité incontestable du courant galvanique sur les courants d'induction.

Nous croyons donc pouvoir offrir à la thérapeutique médicale un moyen ou plutôt une méthode rationnelle de traitement, qui a déjà honorablement fait ses preuves et à laquelle, dans l'avenir, bien des malades encore devront l'existence.

PARIS. — IMP. V. GOUPY ET JOURDAN RUE DE RENNES, 71